épidémiques et les décès occasionnés par ces mêmes maladies, avec l'indication des groupes d'âge qui sont plus spécialement atteints. Ces divers renseignements sont nécessairement complétés par toutes les autres indications qu'il est possible de recueillir, en vue de déterminer d'une manière aussi précise que possible les circonstances particulières qui ont influencé la mortalité, là où elle est supérieure au taux normal établi pour l'ensemble de la France.

Le service du contrôle veille, en outre, à l'application régulière des mesures de désinfection, redresse les erreurs d'interprétation des lois, circulaires et règlements et surveille l'exécution des diverses décisions préfectorales prises sur l'avis du Conseil départemental d'Hygiène et des Commissions sanitaires. L'Inspection départementale de l'hygiène publique répond donc à une véritable nécessité résultant de l'application des lois y relatives, et il serait désirable que, de facultative, elle devînt obligatoire pour tous les départements.

L'Inspecteur départemental, dans le cas où une épidémie d'une gravité exceptionnelle viendrait à se manifester sur un point quelconque du Département, doit s'y transporter aussitôt afin d'y prendre, avec le concours du médecin des épidémies et du délégué sanitaire, la direction des opérations de désinfection.

Le Conseil général, se conformant à l'avis du Conseil départemental d'Hygiène, a fixé à quatre le nombre des circonscriptions sanitaires : ces dernières correspondent exactement à la division administrative du Département en ses quatre arrondissements. A la tête de chacune des circonscriptions est placé un délégué, nommé par le Préfet sur la présentation de la Commission sanitaire, lequel, Docteur en médecine, et, généralement, médecin des épidémies, est chargé de veiller dans l'étendue de sa circonscription à l'exécution régulière et immédiate des mesures de désinfection, dans les conditions prescrites par le Conseil supérieur d'Hygiène publique de France, et de tenir la main à ce que les postes de désinfection soient constamment munis du matériel et des désinfectants nécessaires.

Le délégué doit présenter, chaque mois, à la Commission sanitaire un rapport sur les résultats et les besoins du service de la circonscription ; il doit, en outre, se transporter sur les points contaminés, en provoquant, le cas échéant, la délivrance d'une délégation toutes les fois que sa présence y sera utile.

Au siège de chacune des quatre circonscriptions sanitaires entre lesquelles le Département est divisé est placé un poste principal de

ORGANISATION ET FONCTIONNEMENT

DU

SERVICE DÉPARTEMENTAL DE LA DÉSINFECTION

DANS LE MORBIHAN

Par le Docteur G. BENOIST

Inspecteur départemental de l'Assistance et de l'Hygiène publiques

———— ✳ ————

Monsieur le Préfet,

Le service départemental de désinfection a commencé à fonctionner dans le Morbihan à dater du 1er janvier 1908 ; cette période de fonctionnement avait été précédée d'une laborieuse, mais relativement courte, période d'organisation au cours de laquelle le Conseil départemental d'hygiène, la Commission départementale et enfin le Conseil général avaient été successivement et solidairement appelés à élaborer le règlement spécial à ce service dont le texte figure ci-après à titre d'annexe.

L'arrêté préfectoral rendant exécutoire ce règlement porte la date du 25 octobre 1907 ; il comprend 36 articles divisés en cinq titres : Organisation générale, Fonctionnement, Taxes, Locaux, Matériel et Personnel, Organisation financière.

Le service de la désinfection est, aux termes de ce règlement et conformément aux dispositions de l'article 19 de la loi du 15 février 1902 sur la protection de la santé publique, placé sous l'autorité du Préfet et sous le contrôle de l'Inspecteur départemental de l'Assistance et de l'Hygiène publiques ; ce contrôle, qui s'exerce sur toute l'étendue du Département, centralise et vérifie les informations et documents intéressant l'hygiène publique ; c'est ainsi notamment qu'il est tenu dans les bureaux, pour chacune des 256 communes du Département, une fiche sanitaire sur laquelle sont notés les déclarations des maladies

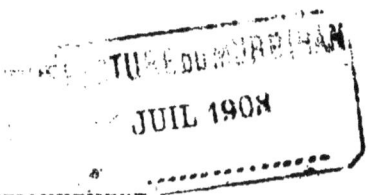

Organisation et Fonctionnement

du

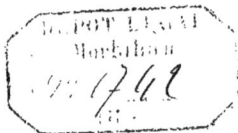

SERVICE DÉPARTEMENTAL

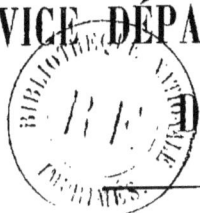

DE LA DÉSINFECTION

RAPPORT

PRÉSENTÉ A M. LE PRÉFET DU MORBIHAN

Par le Docteur G. BENOIST

Officier de l'Instruction publique

Inspecteur départemental de l'Assistance et de l'Hygiène publiques

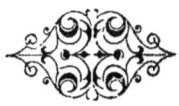

VANNES

IMPRIMERIE GALLES, RUE DE L'HÔTEL-DE-VILLE

—

1908

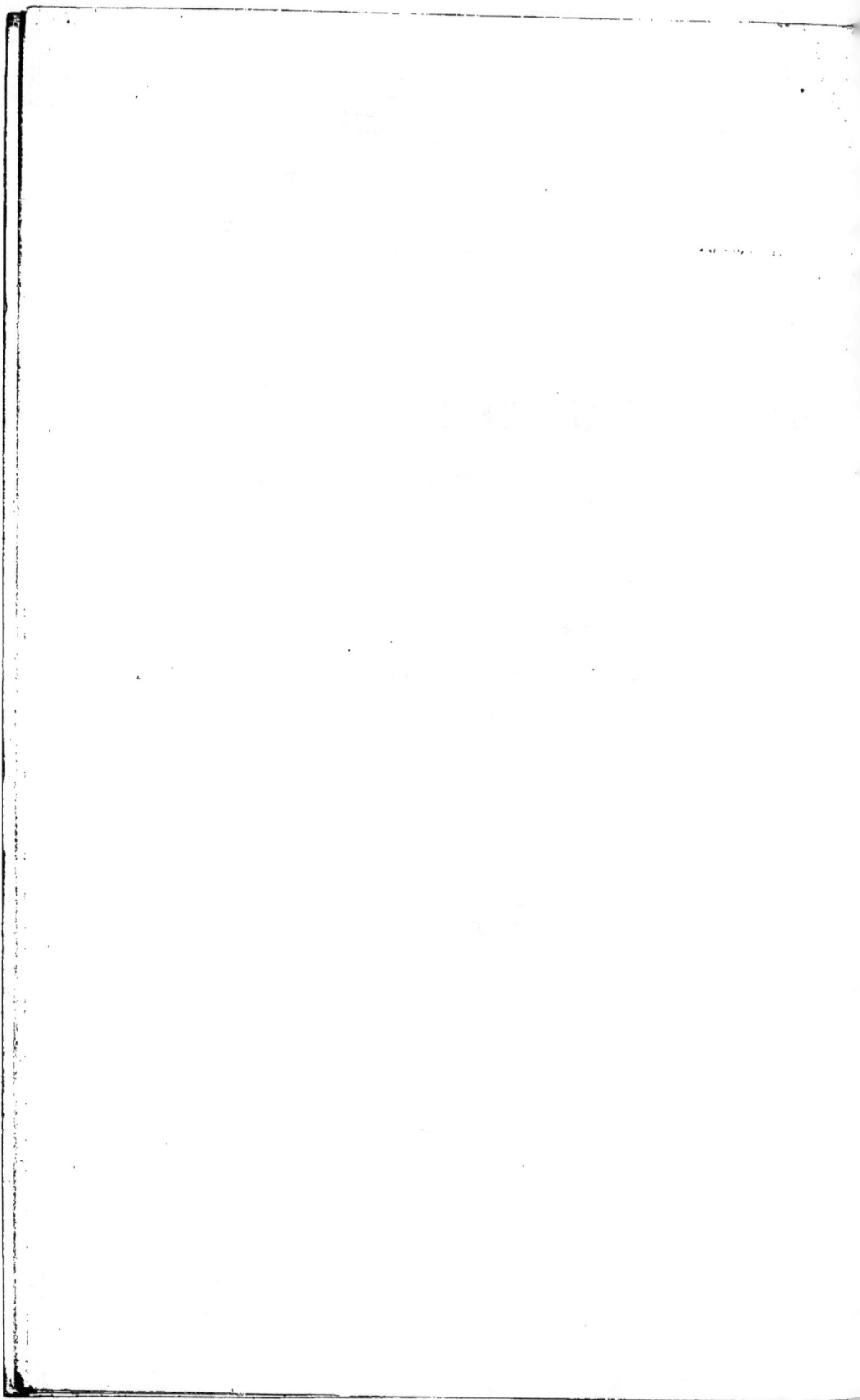

désinfection ; ce dernier, installé de préférence dans les locaux dépendant d'un hôpital ou d'un hospice, est actionné par un chef de poste assermenté, nommé par le Préfet sur la proposition du délégué sanitaire. Aux termes des prescriptions du règlement départemental le chef de poste, préalablement averti par le Maire lors de la déclaration d'un des cas de maladies visées à la première partie de l'article 1er du décret du 10 février 1903, doit envoyer auprès du malade un agent muni des désinfectants appropriés ; il doit, en outre, après nouvel avis du Maire l'informant que le local dans lequel a séjourné le malade est disponible, prendre immédiatement des dispositions en vue de la désinfection totale de ce local et des objets contaminés, si toutefois cette désinfection doit être pratiquée par le service public. A la vérité ces envois d'avis sont en général très irrégulièrement faits par les Maires et il serait indispensable, les Maires ne jouissant pas d'ailleurs de la franchise postale ou télégraphique avec les chefs de poste, que ces derniers fussent indirectement mais immédiatement prévenus des déclarations de maladies épidémiques de la première catégorie par les soins du délégué sanitaire. Le chef de poste se rendrait ainsi sans retard au domicile même du malade, prescrirait les mesures destinées à être appliquées au cours de la maladie, ferait, à cet égard, l'éducation de l'agent auxiliaire communal et enfin s'entendrait avec la famille au sujet des opérations de désinfection totale qui devront intervenir ultérieurement. Ce mode de procéder a été mis à l'essai dans l'arrondissement chef-lieu et a donné toute satisfaction ; j'estime qu'il serait nécessaire d'en faire une obligation générale pour le Département. Il suffirait, pour cela, de modifier très légèrement, en les complétant, les deuxième § de l'article 10 et premier § de l'article 12 du règlement départemental ; ces modifications seraient les suivantes, indiquées en lettres italiques :

ARTICLE 10. — ....
....

« En outre, le Préfet ou le Sous-Préfet avertit le délégué de la « Commission sanitaire, *lequel s'entend d'urgence avec le Chef de* « *poste pour prendre les mesures nécessitées par les circonstances.* »

ARTICLE 12. — « Le Chef de poste *se rend* au lieu où se trouve le « malade *avec* un agent, muni des désinfectants appropriés. »

....
....

Ce complément d'organisation nécessiterait une légère augmentation d'indemnité aux Chefs de postes principaux, laquelle serait portée à

1.200 francs au lieu de 1.000 francs, celle des Chefs de postes supplémentaires restant uniformément fixée à 400 francs, ainsi qu'il en a été décidé par le Conseil général lors de sa session d'avril dernier. L'augmentation prévue pour chacun des Chefs de postes principaux n'entraînerait aucune dépense supplémentaire nouvelle, le budget actuel pouvant y faire face ; il conviendrait donc de modifier ainsi qu'il suit le deuxième § de l'article 33 du règlement départemental :

« Les Chefs de postes *principaux*, nommés en conformité de « l'article 7 du présent règlement, recevront une indemnité annuelle de « *douze cents francs*, payables par douzièmes ; *les Chefs de postes* « *supplémentaires recevront une indemnité annuelle de quatre cents* « *francs, payables de la même façon.* »

Les chefs de poste constituent, sans aucun doute, le rouage essentiel du service, aussi doivent-ils être choisis avec soin, peut-être même recrutés par le système du concours. Ils doivent, par suite, recevoir une rémunération en rapport avec les services qu'ils sont appelés à rendre et cette rémunération doit consister en une indemnité ou traitement fixe, seuls les frais matériels de déplacement ne peuvent, en raison des circonstances multiples et diverses qui les occasionnent, leur être alloués à titre forfaitaire.

Les chefs de poste doivent tenir un registre des déclarations qui leur sont adressées, ainsi que des opérations, transports et voyages effectués.

Les quatre postes principaux du Département ont été installés en tenant rigoureusement compte des prescriptions du décret du 10 juillet 1906, lequel dispose que le nombre et la circonscription des postes de désinfection doivent être établis de telle sorte qu'il ne faille pas plus de six heures pour se rendre du poste dans les diverses communes qu'il est appelé à desservir. Toutefois, et pour parachever l'organisation du service de la désinfection, le Conseil général du Morbihan, dans sa session d'Avril dernier, a décidé la création éventuelle de postes supplémentaires dans les régions du Département trop éloignées d'un poste principal ou dans celles pour lesquelles les communications sont quelque peu difficiles ; c'est ainsi qu'un poste supplémentaire destiné à desservir trois cantons vient d'être récemment installé à Rochefort-en-Terre et qu'il serait nécessaire de prévoir dès à présent la création de deux autres postes de même nature : l'un à Belle-Ile, l'autre au Faouet. Aussi ai-je inscrit à mes prévisions budgétaires la dépense qui doit en résulter, me conformant en cela au vœu exprimé par le Conseil général lors de sa session d'avril.

La création de ces deux postes supplémentaires, l'un destiné à desservir, en outre des communes du canton de Belle-Ile, celles de Houat et d'Hœdic, l'autre les cantons du Faouët et de Gourin, entraînera une dépense d'organisation, une fois faite, de 2.000 francs ; l'indemnité allouée aux Chefs de ces deux postes nécessitera une augmentation totale de 800 francs du crédit affecté aux dépenses de fonctionnement du service. Mes prévisions budgétaires pour 1909 sont donc sensiblement égales aux crédits alloués pour 1908, les dépenses d'organisation leur étant inférieures de 3.000 francs et celles de fonctionnement ne leur étant supérieures que d'une somme de 800 francs seulement. Cette dépense est répartie entre l'État, le Département et les Communes dans les proportions fixées par l'article 26 de la loi du 15 février 1902, modifié par la loi du 22 juin 1906.

Les chefs de poste, principaux ou supplémentaires, sont secondés, dans chacune des communes situées dans leur sphère d'action, par un agent auxiliaire, lequel est plus spécialement chargé de la désinfection pendant le cour de la maladie ; ce dernier doit, en outre, prêter son aide au chef de poste lors des opérations de désinfection totale. Les agents auxiliaires communaux sont, en général, recrutés parmi le personnel subalterne du service vicinal ; ils sont commissionnés par le Préfet, sans être assermentés, et reçoivent, seulement lorsqu'ils sont appelés à exercer leurs fonctions temporaires, une indemnité proportionnelle à la durée de leur action, y compris le temps normal de leur déplacement à partir de leur domicile jusqu'à celui du malade.

La mission des agents auxiliaires communaux consiste, avant tout, à renseigner et à aider les familles des malades avec intelligence, discrétion et dévouement ; ils doivent, dès qu'ils en reçoivent l'ordre, se présenter au domicile du malade et se mettre à la disposition de la famille pour l'exécution des mesures indispensables. Ces mesures, pendant le cours de la maladie, concernent essentiellement la désinfection des linges contaminés ou souillés et des déjections ou excrétions ; elles ne peuvent constituer une intervention quelconque dans le traitement du malade.

Chacun des agents auxiliaires communaux a été muni d'une certaine quantité de crésylol sodique dont la valeur antiseptique semble assez considérable pour remplacer à lui seul tous les autres désinfectants liquides : il a paru utile, en effet, au Conseil départemental d'hygiène, de ne pas multiplier le nombre des désinfectants destinés à être mis entre les mains d'agents forcément inexpérimentés ; ces derniers ont reçu les instructions pratiques nécessaires pour obtenir le crésylol sodique, soit en solution forte à 4 pour °/₀, soit en solution faible à 1 pour °/₀, et leur permettre de déterminer, d'après les indications du médecin traitant et suivant les cas, la quantité de solution faible ou forte à verser dans les récipients contenant les matières ou objets à désinfecter. Les agents auxiliaires communaux ont tous été pourvus des instructions du Conseil supérieur d'hygiène publique de France, notamment en ce qui concerne le mode de désinfection des déjections, des linges, des vêtements de toile, des ustensiles et menus objets de toilette, de cuisine, de table et autres, des planchers, parois, murs, meubles, des cabinets d'aisances, latrines, fosses, vidoirs, éviers, rigoles, etc... Il leur a été, en outre, recommandé de mettre soigneusement de côté les objets en drap, laine ou matières analogues destinés à être ultérieurement désinfectés par leur passage à l'étuve ou par une exposition prolongée aux vapeurs de formol.

Le fumigator Gonin a été adopté par le Conseil général, après avis unanime des membres du Conseil départemental d'hygiène du Morbihan, pour la désinfection en surface des locaux et objets divers ; cet appareil, par sa simplicité et sa discrétion, a semblé, en effet, devoir être exclusivement employé dans un pays dont les populations, quelque peu réfractaires aux idées nouvelles, ont peur de l'inconnu et de tout ce qui peut troubler la quiétude du foyer domestique : le fumigator a donc ainsi résolu dans le Morbihan l'important problème de la désinfection facilement acceptable par le public.

Dans certains cas relativement rares, notamment lorsqu'il est impossible d'obtenir une étanchéité suffisante des locaux ou bien lorsque ces derniers sont trop vastes, on a recours, pour la désinfection en surface, à des lavages au moyen de la solution forte de crésylol sodique, aux vapeurs d'acide sulfureux et enfin au blanchiment des murs au moyen de lait de chaux fraichement préparé obtenu en mélangeant de la chaux de bonne qualité, délitée d'avance, avec le double de son volume d'eau.

L'étuve en usage dans le Morbihan, pour la désinfection en profondeur, est l'étuve Gonin ; chacun des postes, principaux ou supplémentaires, en a été muni. La simplicité de son fonctionnement, sa robustesse, son prix relativement peu élevé et surtout son alimentation au moyen des fumigators, déjà adoptés par le service pour la désinfection en surface, ont déterminé le Conseil départemental d'hygiène et le Conseil général à adopter cet appareil ; son poids (300 kilogr. environ) permet le transport relativement facile de cette étuve, malgré le peu de viabilité de certains chemins ruraux. En raison de l'absence de détérioration des objets, même fragiles, soumis dans cet appareil à l'action des vapeurs de formol, la désinfection, loin d'être redoutée, est demandée par tous ceux qui l'ont déjà vu pratiquer.

Dans le cas où la désinfection en profondeur doit être pratiquée pour des objets de valeur minime tels que paillasses, matelas de varech, de balle... etc, il est souvent préférable, au lieu de transporter l'étuve, de recourir à l'incinération de ces objets. Il est alors dressé, en présence du Maire de la commune et du représentant du malade, un état estimatif des objets dont la destruction s'impose et leur valeur est immédiatement remboursée, contre reçu, aux intéressés par le Chef de poste, chargé d'en faire l'avance.

La désinfection est gratuite pour les indigents, c'est-à-dire pour tous ceux dont la privation de ressources aurait nécessité leur inscription sur la liste d'assistance médicale gratuite de la Commune; le coût de la désinfection est réduit dans des proportions variables pour les opérations effectuées dans les établissements charitables ou scolaires, dans les chambres d'hôtels garnis, les loges de concierges, les chambres de domestiques et les chambres individuelles d'ouvriers logés chez leurs patrons. Les taxes, pour le Morbihan, varient de 2 francs à 2 fr. 50 pour °/₀ de la valeur locative de l'ensemble des locaux, selon la population de la Commune dans laquelle ces locaux sont situés. Je dois ajouter que les tarifs à appliquer aux opérations de désinfection, dans les cas autres que ceux qui entraînent une obligation légale, sont réduits de moitié.

La composition du matériel nécessaire au fonctionnement du service départemental est sensiblement la même dans les différents postes; seul, celui de Vannes possède, en plus, une étuve mobile à vapeur sous pression du système Geneste-Herscher, avec son pulvérisateur, destinée à être transportée sur les points du Département où une grave épidémie se serait déclarée.

Les postes principaux et supplémentaires comprennent :

1° Une étuve à formol démontable, système Gonin;

2° Une provision de fumigators avec supports;

3° Un matériel secondaire comprenant des ustensiles de lavage, de trempage et d'arrosage, des balais, brosses, pinceaux à blanchir, des vêtements complets pour les désinfecteurs;

4° Des armoires, boîtes imperméables, paniers, coffres pour renfermer le matériel et tenir les fumigators à l'abri de l'humidité ;

5° Des désinfectants tels que : sulfate de fer, soufre, crésylol sodique, chaux vive et sublimé, ce dernier, en solution à 1 pour 1000, destiné au lavage des mains des désinfecteurs.

Mais toute cette organisation resterait lettre morte si le concours du personnel médical du département faisait défaut en ce qui a trait aux déclarations des maladies épidémiques : il est, en effet, indispensable que les médecins ou sages-femmes signalent rigoureusement et immédiatement tous les cas de maladies transmissibles afin de permettre au service départemental de désinfection de mettre, sans retard, en œuvre les moyens dont il dispose. Cette déclaration des maladies épidémiques constitue donc le point de départ du service de désinfection, il dépend d'elle que le service fonctionne régulièrement ou ne fonctionne pas du tout. Les différents systèmes préconisés jusqu'à ce jour, tant pour sauvegarder le principe du secret professionnel chez les médecins que pour conserver les intérêts particuliers des familles, ne semblent pas appelés à faire disparaître les inconvénients, plus apparents que réels, de la déclaration. Le jour où les familles comprendront qu'il est de leur intérêt bien entendu de ne pas condamner leurs proches à vivre dans un milieu contaminé, lequel pourrait être rendu inoffensif par une désinfection discrète, la déclaration des maladies épidémiques par le médecin s'effectuera régulièrement. Peut-être serait-il utile, pour arriver à ce résultat, de simplifier, dans toute la mesure possible, certains rouages administratifs du service de la désinfection ; avec les procédés dont on dispose actuellement, il paraît, en effet, possible d'effectuer une désinfection efficace, tant en surface qu'en profondeur, sans que les voisins immédiats du local contaminé en soient avertis : j'en ai fait moi-même l'expérience concluante. Il importe donc de faire, à cet égard, l'éducation des populations ; aussi ai-je l'intention de saisir toutes les occasions pour vulgariser le plus possible la pratique de la désinfection, tant auprès du corps enseignant, au moyen de conférences dans les écoles normales, qu'auprès du public lui-même.

Je compte, par dessus tout, sur le corps médical pour faire, non pas seulement accepter, mais encore demander par les familles de leurs malades, la désinfection ; je prie instamment mes confrères de bien vouloir faciliter aux divers agents du service l'accomplissement de leur tâche si délicate, de les aider de leurs conseils et de leurs avis et d'être bien persuadés que ces agents seront toujours prêts à s'y conformer et à ne jamais sortir du rôle qui leur est dévolu.

Je crois devoir, en terminant, émettre le vœu que la rougeole, à l'égard de laquelle les mesures de désinfection sont impossibles à réaliser d'une manière efficace, puisque cette maladie suffirait, à elle seule, à immobiliser tous les postes du Département, disparaisse de la liste des maladies prévues à la première catégorie du décret du 10 février 1903 ; elle pourrait, sans doute, y être remplacée par la tuberculose, malgré que cette affection me semble devoir être plus victorieusement combattue par des mesures prophylactiques que par des pratiques de désinfection.

En résumé, le service de la désinfection paraît avoir été organisé dans le département du Morbihan, de la façon la plus simple et la plus économique ; son fonctionnement semble devoir ne rien laisser à désirer si les modifications au règlement que j'ai proposées plus haut sont, ainsi que je n'en doute pas, d'ailleurs, adoptées par l'Assemblée départementale.

A cet effet il m'a paru utile de faire insérer à titre d'annexes à ce rapport le tableau des attributions des autorités ou agents appelés à concourir à l'exécution du service ainsi que le texte du règlement départemental rectifié conformément aux modifications proposées : ces modifications, peu nombreuses d'ailleurs, sont indiquées en italiques aux articles 4, 10, 12, 32, 33 et 34.

Je me fais un devoir, Monsieur le Préfet, d'ajouter que c'est grâce à l'extrême confiance que vous n'avez cessé de me témoigner qu'il m'a été donné de pouvoir mener à bien l'organisation de ce si intéressant et si important service ; j'ose espérer que vous voudrez bien me continuer votre haut et bienveillant appui pour me permettre de donner au service départemental de la désinfection tout le développement qu'il comporte.

Veuillez agréer, Monsieur le Préfet, l'hommage de mon respectueux dévouement.

Docteur G. BENOIST.

Vannes, le 25 juin 1908.

ANNEXE I

RÉSUMÉ des attributions des autorités ou agents du service de désinfection en tenant compte des modifications proposées au réglement départemental :

Inspecteur départemental	Chargé, sous l'autorité du Préfet, du contrôle général du service dans toute l'étendue du Département, doit se rendre en cas d'épidémie grave sur les points contaminés pour y prendre la direction des opérations de désinfection.
Bureaux de la Préfecture et des Sous-Préfectures	Reçoivent les déclarations des maladies épidémiques et en donnent immédiatement avis au Général commandant le corps d'armée, à l'Inspecteur départemental, au Médecin des épidémies et au Délégué sanitaire.
Maires	Avisent immédiatement le Chef de poste des déclarations de maladies épidémiques et lui font connaître sans retard le moment où la désinfection totale peut être opérée par suite de la guérison, du transport ou du décès du malade. Dressent également, de concert avec le chef de poste, l'état des objets mobiliers dont la destruction s'impose et facilitent à ce dernier, par tous les moyens dont ils disposent, l'accomplissement de sa mission.
Délégués sanitaires	Chargés de la direction du service dans toute l'étendue de leur circonscription, donnent immédiatement avis aux Chefs de postes des cas de maladies épidémiques qui leur sont signalés, veillent à l'exécution régulière et immédiate des mesures de désinfection, surveillent également l'approvisionnement du poste principal et des postes supplémentaires qui en dépendent et adressent chaque mois à la Commission sanitaire un rapport sur le fonctionnement du service.
Chefs de postes	Doivent se rendre immédiatement, dès qu'ils en ont reçu l'avis du Délégué sanitaire, au domicile du malade, font l'éducation de l'agent communal pour la pratique de la désinfection, au cours de la maladie, s'entendent à cet égard avec la famille si les opérations doivent être faites par le service public, remettent au représentant du malade les instructions règlementaires et prennent tous renseignements ou dispositions utiles en vue de la désinfection totale qui doit être opérée dès qu'ils en ont reçu l'avis du maire de la commune.
Agents communaux	Chargés spécialement d'appliquer les mesures de désinfection au cours de la maladie, doivent se conformer pour l'application de ces mesures aux instructions qui leur sont données par le Chef de poste, sont en outre, chargés de seconder ce dernier, lors des opérations de désinfection totale.

—

DÉPARTEMENT DU MORBIHAN

———

PROTECTION DE LA SANTÉ PUBLIQUE

———

RÈGLEMENT DÉPARTEMENTAL DU SERVICE DE LA DÉSINFECTION

*(Modifié conformément aux propositions contenues
dans le rapport précédent).*

———

TITRE Ier — Organisation générale.

Article 1er. — Conformément aux dispositions de la 2e partie du 2e paragraphe de l'article 7 de la loi du 15 février 1902 sur la Protection de la santé publique, la désinfection est assurée, dans toutes les communes du département du Morbihan, autres que celles de Vannes et de Lorient, par un service départemental, placé sous l'autorité du Préfet et sous le contrôle de l'Inspecteur de l'Hygiène publique.

Art. 2. — — Les maladies auxquelles est applicable la désinfection sont déterminées en vertu des articles 4, 5 et 7 de la loi du 15 février 1902, par le décret du 10 février 1903 et les décrets ultérieurs, rendus dans la même forme, suivant qu'il s'agit des maladies pour lesquelles la déclaration est obligatoire ou facultative.

NOTA. — Les maladies pour lesquelles la déclaration et la désinfection sont obligatoires (1re partie) comprennent notamment :

1° La fièvre typhoïde ;
2° Le typhus exanthématique ;
3° La variole et la varioloïde ;
4° La scarlatine ;
5° La rougeole ;
6° La diphtérie ;
7° La suette miliaire ;
8° Le choléra et les maladies cholériformes ;
9° La peste ;
10° La fièvre jaune ;
11° La dysenterie ;
12° Les infections puerpérales et l'ophtalmie des nouveau-nés, lorsque le secret de l'accouchement n'a pas été réclamé ;
13° La méningite cérébro-spinale épidémique.

Les maladies pour lesquelles la déclaration est facultative (2e partie) sont notamment :

14° La turberculose pulmonaire ;
15° La coqueluche ;
16° La grippe ;
17° La pneumonie et la broncho-pneumonie ;
18° L'érysipèle ;
19° Les oreillons ;
20° La lèpre ;
21° La teigne ;
22° La conjonctivite purulente et l'ophtalmie granuleuse.

Dans les cas des maladies relevant de la première catégorie, la désinfection est obligatoire, tant pour le service public qui est chargé de la pratiquer ou de la contrôler, que pour les intéressés.

Pour les cas de la deuxième catégorie, il est procédé à la désinfection après entente avec les intéressés, soit sur la déclaration des praticiens visés à l'article 5 de la loi du 15 février 1902, soit à la demande des familles, des chefs de collectivités publiques ou privées, des administrations hospitalières ou des bureaux d'Assistance, sans préjudice de toutes autres mesures prophylactiques déterminées par le règlement sanitaire prévu à l'article 1er de la dite loi.

Art. 3. — La désinfection a pour objet de détruire les germes des maladies transmissibles ou de les rendre inoffensifs ; elle doit se pratiquer dès que la maladie a été reconnue, pendant toute la durée et après le transport du malade, sa guérison ou son décès, d'après les instructions et au moyen des procédés approuvés par le Conseil supérieur d'hygiène publique de France.

Art. 4. — Un poste *principal* de désinfection est établi au chef-lieu de chacune des quatre circonscriptions sanitaires entre lesquelles le département du Morbihan est divisé ; l'action de chacun de ces postes est limitée à l'étendue territoriale de la circonscription sanitaire à laquelle il appartient.

Toutefois, dans des circonstances extraordinaires, notamment s'il s'agit d'une épidémie offrant un caractère de gravité exceptionnelle, et sur la décision spéciale du Préfet, le poste de désinfection installé au siège de l'Arrondissement chef-lieu constituera un poste central dont l'action s'exercera, à titre temporaire et sous le contrôle de l'Inspecteur de l'Hygiène publique, sur toute l'étendue du Département.

Des postes supplémentaires peuvent être créés par décision spéciale du Conseil général.

Art. 5. — Dans chaque circonscription, le service est dirigé par un délégué de la Commission sanitaire agréé par le Préfet,

Cette désignation devra avoir lieu par élection et dans des conditions qui engagent son intervention effective ; le délégué peut être choisi en dehors de la Commission.

Art. 6. — Le délégué de la Commission sanitaire veille à l'exécution régulière et immédiate des mesures de désinfection dans les conditions techniques prescrites par le Conseil supérieur d'Hygiène. Il veille également à ce que les postes de désinfection soient constamment munis du matériel et des désinfectants nécessaires et à ce que les Chefs de Poste tiennent avec soin les registres de Contrôle prévus à l'article 8 ci-après.

Il présente tous les mois au moins à la Commission sanitaire un rapport sur les résultats et les besoins du service de la circonscription ; ce rapport est transmis au Préfet avec l'avis de la Commission.

Les délégués de la Commission sanitaire reçoivent, en cas de déplacement sur réquisition du Préfet ou des Sous-Préfets, l'indemnité prévue à l'article 33 du présent règlement. Toutefois, en cas d'extrême urgence, le délégué de la Commission sanitaire pourra se déplacer sans attendre la réquisition prévue au § précédent et aura droit à l'indemnité, sauf à en rendre compte immédiatement au Préfet ou au Sous-Préfet.

Art. 7. — Chaque poste de désinfection est dirigé par un chef de poste, lequel sera secondé par un certain nombre d'agents désignés à l'avance dans chaque commune parmi des personnes de la localité. Les Chefs de poste et les agents sont nommés et révoqués par le Préfet sur la proposition du délégué de la Commission sanitaire ; les Chefs de poste seuls sont assermentés.

Art. 8. — Les Chefs de Poste procèdent eux-mêmes aux opérations de désinfection après transport, guérison ou décès du malade.

Le Chef de Poste tient un registre des déclarations à lui adressées par les Maires, des opérations, transports et voyages effectués, et dresse, pour chaque série d'opérations, une feuille spéciale suivant un modèle arrêté par le Ministre de l'Intérieur.

Les Chefs de Poste sont rémunérés suivant le tarif fixé à l'article 33 ci-après.

Art. 9. — Les agents désignés dans chaque commune constituent des auxiliaires éventuels, plus spécialement chargés de la désinfection pendant le cours de la maladie ; ils sont, de plus, destinés à seconder le Chef de Poste lors des opérations de désinfection après transport, décès ou guérison du malade.

Les agents sont rétribués à l'heure suivant le tarif fixé à l'article 33 ci-après.

Titre II. — Fonctionnement

Art. 10. — Dans toutes les communes, dès que le Maire a reçu la déclaration d'un des cas rentrant dans la première catégorie des maladies visées à l'article 2, il avertit le Chef de Poste dans la circonscription duquel se trouve le malade signalé. S'il est avisé de l'existence de l'une de ces maladies et qu'il n'y ait pas de médecin traitant, il envoie un médecin et prend ensuite, sur la déclaration de celui-ci, les mesures prescrites par le présent règlement.

En outre, le Préfet ou le Sous-Préfet avertit le délégué de la Commission sanitaire, *lequel s'entend d'urgence avec le Chef de poste pour prendre les mesures nécessitées par les circonstances.*

Art. 11. — Toutes les opérations de désinfection sont effectuées par le service public, sous les réserves indiquées aux articles 14 et 17.

Art. 12. — Le Chef de Poste *se rend* au lieu où se trouve le malade *avec* un agent, muni des désinfectants appropriés.

Cette visite ne peut être effectuée que de jour.

L'agent s'adresse, en vue de l'exécution des mesures à prendre, au principal occupant, chef de famille ou d'établissement, des locaux où se trouve le malade et, à son défaut, dans l'ordre ci-après, au conjoint, à l'ascendant, au plus proche parent du malade ou à toute personne résidant avec lui ou lui donnant des soins.

Art. 13. — Il remet à cette personne une note (modèle A) rappelant l'obligation de la désinfection et reproduisant les pénalités prévues par la loi, et le tarif de désinfection.

Il se met à sa disposition pour l'exécution des mesures indispensables.

Ces mesures, pendant le cours de la maladie, concernent essentiellement la désinfection des linges contaminés ou souillés et des déjections ou excrétions ; elles ne peuvent constituer une intervention quelconque dans le traitement du malade.

Art. 14. — La personne à qui a été remise la note prévue par l'article précédent peut exécuter ou faire exécuter elle-même la désinfection, à la condition de prendre sur une formule (modèle B) qui est mise à sa disposition par l'agent, l'engagement :

1º De se conformer exactement pendant le cours de la maladie aux instructions du Conseil supérieur d'Hygiène publique de France, approuvées par le Ministre de l'Intérieur et dont un exemplaire lui est remis ;

2º De se soumettre, dans l'exécution des mesures prises, au contrôle de l'agent du service public, qui ne pourra se présenter au domicile du malade plus d'une fois par jour ;

3º D'avertir sans délai le Maire, le cas échéant, du transport du malade hors de son domicile ;

4º D'aviser le Maire de la première sortie du malade après sa guérison, en vue de l'application de l'article 15 du présent règlement.

Art. 15. — En cas de transport du malade hors de son domicile, après guérison, ou en cas de décès au cours ou à la suite d'une des maladies rentrant dans la première catégorie visée à l'article 2, la désinfection totale des locaux occupés personnellement par le malade et des objets qui ont pu être contaminés pendant la maladie doit être opérée sans délai.

Art. 16. — Le Maire, prévenu soit par l'avis donné en exécution des 3e et 4e § de l'article 14, soit par la déclaration du décès, informe le chef de poste dans la circonscription duquel se trouve le domicile à désinfecter ; le chef de poste adresse à la personne désignée à l'article 12 un avis faisant connaître au moins douze heures à l'avance le moment où il sera procédé aux mesures de désinfection. Un pareil avis est adressé en cas de décès aux héritiers, s'ils habitent dans la commune et sont connus de l'Administration.

Le délai de douze heures ci-dessus pourra être abrégé par une décision motivée du Maire.

A défaut d'une des personnes énumérées à l'article 12 et en l'absence des héritiers, le Maire prend les mesures nécessaires pour que les objets contenus dans le local à désinfecter ne soient ni détournés ni détériorés.

Art. 17. — Sauf le cas d'urgence constaté par un arrêté du Maire ou, à son défaut, par un arrêté du Préfet, les personnes énumérées à l'article 12 du présent décret ou les héritiers peuvent exécuter ou faire exécuter par leurs soins la désinfection, à la condition de prendre par écrit, sur une formule (modèle C) qui leur est remise par le service public, l'engagement :

1º De faire opérer la désinfection sans délai, et conformément aux instructions du Conseil supérieur d'Hygiène publique de France, approuvées par le Ministre de l'Intérieur, et dont un exemplaire leur est remis ;

2º De prévenir au moins douze heures à l'avance le Chef de Poste du moment où l'opération doit avoir lieu ;

3º De se soumettre, dans l'exécution des mesures prises, au contrôle de l'agent du service public, qui s'assurera sur place si les opérations sont exécutées dans les conditions techniques formulées par le Ministre de l'Intérieur après avis du Conseil supérieur d'Hygiène publique et, spécialement quand il est fait usage d'appareils, s'ils fonctionnent dans les conditions imposées par le certificat de vérification prévu au décret du 7 mars 1903.

Art. 18. — S'il résulte des constatations faites par les agents que les engagements pris en vertu des articles 14 et 17 du présent décret n'ont pas été tenus, ou que la désinfection a été opérée par les particuliers ou par leurs soins d'une façon insuffisante, le Maire prescrit immédiatement l'exécution par le service public des mesures indispensables.

Art. 19. — Si, au cours de la désinfection, la destruction d'un objet mobilier est jugée nécessaire par le service, il y est procédé sur l'ordre du Maire. En cas de refus du Maire le Préfet statue.

Art. 20. — Il est dressé un état descriptif et estimatif des objets à détruire par le Chef de Poste ou l'agent qui s'est rendu à domicile, contradictoirement avec le propriétaire de l'objet ou l'une des personnes désignées à l'article 12. Cette personne peut être remplacée par un héritier s'il s'agit d'une désinfection après décès.

En cas de refus d'une des personnes ci-dessus énumérées de concourir à la rédaction de l'état, ou en cas d'impossibilité de le dresser contradictoirement, le Chef de Poste ou l'agent mentionne l'une ou l'autre de ces causes dans un procès-verbal auquel il joint l'état dressé par lui seul.

L'état et, s'il y a lieu, le procès-verbal sont déposés à la mairie et communiqués en duplicata au Sous-Préfet. Si une indemnité est réclamée, la demande est adressée au Sous-Préfet.

Art. 21. — Si le Maire reçoit la déclaration d'une des maladies rentrant dans la deuxième catégorie visée à l'article 2, il avertit le Chef de Poste, lequel est tenu de se mettre immédiatement à la disposition du malade ou de sa famille, pour assurer la désinfection dans les conditions prescrites par le Conseil Supérieur d'Hygiène publique.

TITRE III. — Taxes.

Art. 22. — Les taxes de remboursements prévues par le paragraphe 4 de l'article 26 de la loi du 15 février 1902 sont établies proportionnellement à la valeur locative de l'ensemble des locaux d'habitation dont dépend la pièce occupée par le malade.

Le tarif est arrêté ainsi qu'il suit :

Pour les communes de moins de 5.000 habitants, 2.50 p. º/o.

Pour les communes de 5.000 à 20.000 habitants, 2.00 p. º/o.

Si la taxe à percevoir en vertu de ce tarif dépasse 30 francs par pièce soumise à la désinfection totale, elle est réduite d'office à ce maximum.

Art. 23. — La taxe est applicable quel que soit le mode de désinfection des locaux ou des objets qu'ils renferment, que ces derniers soient désinfectés sur place ou au dehors.

Elle comprend l'ensemble des opérations occasionnées par la même maladie ; néanmoins, si la maladie excède une période de six mois, la taxe ne comprend que les opérations effectuées au cours de cette période et elle est renouvelable pour chaque période nouvelle de six mois.

Elle comprend également les frais de transport.

Art. 24. — Dans le cas où la désinfection des objets est demandée indépendamment de celle des locaux, la taxe est réduite à la moitié de ce qu'elle eût été si la désinfection avait porté également sur le local ayant renfermé lesdits objets.

Art. 25. — Sur la demande des intéressés, le service peut effectuer de nuit la désinfection totale prévue par l'article 15 du présent règlement. Dans ce cas l'opération donne lieu à une redevance supplémentaire montant à 50 p. o/o de la taxe.

Art. 26. — Pour la désinfection des chambres d'Hôtels garnis, ainsi que des loges de concierges, des chambres de domestiques et des chambres individuelles d'ouvriers logés chez leurs patrons, lorsque ces loges ou chambres font partie d'une habitation collective, la taxe est réduite et uniformément fixée à 4 francs.

Art. 27. — La désinfection est gratuite pour les indigents.

Art. 28. — Les taxes prévues aux articles 22 et 26 sont réduites de moitié pour toutes les opérations de désinfection dans les établissements charitables ou scolaires.

Les tarifs à appliquer aux opérations de désinfection dans les cas autres que ceux qui entraînent une obligation légale, sont également réduits de moitié.

Art. 29. — Ces taxes sont dues par le malade ou, en cas de décès, par ses héritiers.

Toutefois, dans les cas visés à l'article 26, elles sont dues par les gérants, propriétaires, maîtres ou patrons. Dans les cas où il s'agit d'établissements charitables ou scolaires, elles sont à la charge des établissements.

Art. 30. — Les taxes sont établies sur des états d'après les feuilles modèle D, dressées par le chef de poste et certifiées par le délégué de la Commission sanitaire.

Dans tous les cas exceptionnels prévus au 2e § de l'article 4, les feuilles dressées par le chef de poste sont certifiées par l'Inspecteur départemental de l'Hygiène publique.

Art. 31. — Le montant des taxes, porté en recette au budget départemental, est déduit des dépenses de fonctionnement du service avant leur répartition entre les Communes, le Département ou l'État.

TITRE IV. — Locaux. — Rétribution du personnel des Postes de Désinfection. — Matériel.

Art. 32. — Les postes de désinfection *principaux ou supplémentaires* sont établis dans des locaux situés au rez-de-chaussée et spécialement loués à cet effet par le service départemental. Le poste central doit comprendre un local suffisant pour permettre le remisage de l'étuve mobile à vapeur sous pression appartenant au département.

Art. 33. — Les frais relatifs aux déplacements des délégués des Commissions sanitaires seront réglés à raison de cinquante centimes par kilomètre parcouru, plus une indemnité de cinq francs par demi-journée de vacation y compris la durée du déplacement. L'indemnité kilométrique sera réduite de moitié pour les déplacements effectués par voie ferrée.

Les chefs de poste *principaux* nommés en conformité de l'article 7 du présent règlement recevront une indemnité annuelle de *douze cents* francs payable par douzièmes ; *les chefs de postes supplémentaires recevront une indemnité annuelle de quatre cents francs, payable de la même façon.*

Les agents communaux nommés dans les mêmes conditions seront rétribués à raison de cinquante centimes l'heure, temps normal de voyage compris, sur la présentation d'un mémoire régulier certifié par le Maire et vérifié par le chef de poste, en ce qui concerne la durée des opérations.

Art. 34. — La composition du matériel nécessaire au fonctionnement du service départemental, la nature et la quantité des désinfectants devant former l'approvisionnement normal et permanent des postes, sont déterminés ainsi qu'il suit :

A — POSTE *CENTRAL* DE VANNES

1o Une grande étuve mobile départementale à vapeur sous pression (système Geneste-Herscher) et son pulvérisateur ;

2o Une étuve à formol démontable ;

3o Cent fumigators avec supports ;

4o Un matériel secondaire comprenant des ustensiles de lavage, de trempage et d'arrosage, des balais, des serpillières, des brosses, des pinceaux à blanchir, des blouses pour le personnel, etc...

5o Des désinfectants, savoir : formol, sulfate de fer, permanganate de potasse, chaux vive, crésylol sodique et soufre.

B — POSTES *PRINCIPAUX ET SUPPLÉMENTAIRES*

(Même composition que ci-dessus, sauf l'étuve à vapeur sous pression et son pulvérisateur.)

TITRE V. — Organisation financière

Art. 35. — Les dépenses rendues nécessaires par la loi du 15 février 1902, notamment celles causées par la destruction des objets mobiliers, sont obligatoires. En cas de contestation sur leur nécessité, il est statué par décret rendu en Conseil d'État.

Ces dépenses sont réparties entre les Communes, le Département et l'État, suivant les règles fixées par les articles 27, 28 et 29 de la loi du 15 juillet 1893.

Pour servir de base à cette répartition, il est établi au préalable, pour chaque Commune, un contingent déterminé proportionnellement à la population municipale sur la totalité des dépenses effectuées — à l'exception de celles concernant les bureaux d'Hygiène — d'après la liquidation faite par le Préfet à la clôture de l'exercice.

Celles des dépenses qui n'auraient pas été comprises dans cette liquidation demeureront à la charge du Département.

Les dépenses du service d'organisation du service départemental de la désinfection sont supportées par le département et par l'État dans les proportions établies au barême du tableau B.

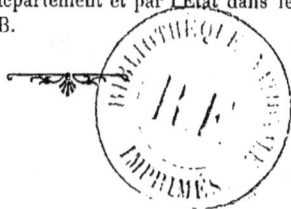

www.ingramcontent.com/pod-product-compliance
Lightning Source LLC
Chambersburg PA
CBHW070808220326
41520CB00053B/6231